ALL IN ONE: Punkte Mix Zum Abnehmen

Das gesunde Kochbuch für den Thermomix. Schnell und einfach schlank werden durch leichte aio und one pot Rezepte (mit Punkten und Nährwerten)

Anna Korte

Inhaltsverzeichnis

Ein Gruß aus der Thermomix Küche

Ofen, Pfannen, Töpfe – Das sind Zeiten von gestern! Der neue Trend ist All in one, bzw. One Pot – Alles mit dem Thermomix! Kein hektisches Hantieren von Küchenequipment und kein ewiges Abspülen mehr!

Seit Jahren koche ich bereits gesunde All in one Rezepte mit dem Thermomix. Denn als Mutter dreier Kinder, sind mir bei der Auswahl von Thermomix Rezepten vier Dinge besonders wichtig:

1) Nahrhafte, gesunde Zutaten! Wenig Fett und wenig Zucker!

2) Schnelligkeit – Im Alltag bleibt oft wenig Zeit zur Zubereitung!

3) Simple Zutaten und möglichst wenig Küchenequipment!

4) Es muss natürlich auch schmecken!

In diesem Buch habe ich meine besten All in one Thermomix Rezeptempfehlungen zusammengestellt. Sie finden leckere Hauptgerichte, aber auch Vor- und Nachspeisen, Suppen, Salate, Smoothies und Rezepte für ein nahrhaftes Frühstück! Perfekt für den Alltag.

Bei den Rezepten habe ich besonders darauf geachtet, dass nur der Thermomix und dessen Zubehör für die Zubereitung genutzt werden müssen – eben „All in One"! Zudem sind alle Rezepte auch für all diejenigen geeignet, die sich nach Punkten ernähren und nicht viele Punkte für ihren Tag zur Verfügung haben. Ob Fisch, Fleisch oder vegetarisch, süß oder herzhaft, für jeden sollte etwas dabei sein! Die Rezepte sind so zuzubereiten, dass einem neben dem Kochen noch die Zeit für andere Dinge bleibt. Auch der Abwasch nach dem Genießen ist schnell erledigt, weil eben nur der Thermomix und dessen Zubehör verwendet werden und Töpfe und Pfannen der Vergangenheit angehören!

Also los, blättern Sie rein! Oder kochen Sie etwa noch immer mit Pfannen und Töpfen?!

Frühstück

Frühstücks-Shake

Zutaten

1 Portion

Nährwerte pro Portion: 570 kcal, 83 g KH, 29 g EW, 12 g FE
Punkte pro Portion: 11

- 1 Apfel, in Stücken
- 1 Banane, in Stücken
- 1 Birne, in Stücken
- 35 g Haferflocken
- 150 g körniger Frischkäse, 0,5 % Fett
- 100 g Bananensaft
- 100 g fettarme Milch
- 1 EL Zitronensaft frisch gepresst

Zubereitung

1. Apfel, Banane, Birne & Zitronensaft in den Thermomix geben
2. 30 Sekunden / Stufe 9 zerkleinern
3. Ablagerungen mit dem Spatel nach unten schieben
4. Haferflocken und körnigen Frischkäse zugeben
5. 15 Sekunden / Stufe 6 cremig rühren
6. Bananensaft und Milch zugeben
7. 1 Minute / Stufe 10 vershaken

Bananen-Haferflocken-Shake

Zutaten

2 Portionen

Nährwerte pro Portion: 452 kcal, 76 g KH, 17 g EW, 8 g FE
Punkte pro Portion: 10

- 5 reife Bananen
- 0,7 Liter fettarme Milch
- 2 Hände voll kernige Haferflocken

Zubereitung

1. Alles in den Mixtopf geben
2. 6 Sekunden / Stufe 4 mixen

Frühstücks-Smoothie

Zutaten

2 Portionen

Nährwerte pro Portion: 237 kcal, 33 g KH, 9 g EW, 7 g FE
Punkte pro Portion: 9

- 250 g Orangensaft
- 150 g Naturjoghurt, fettarm
- 15 g Haferflocken
- 25 g Mandeln
- 1 Banane
- 10 g Agavendicksaft

Zubereitung

1. Haferflocken und Mandeln zusammen in den Mixtopf füllen und für 10 Sekunden / Stufe 10 pulverisieren
2. Nun die restlichen Zutaten hinzugeben und 1 Minuten / Stufe 10 zerkleinern

Bananen-Hirsebrei

Zutaten

1 Portion

Nährwerte pro Portion: 425 kcal, 80 g KH, 21 g EW, 1 g FE
Punkte pro Portion: 12

- 60 g Hirse
- 400 g Magermilch
- 100 g Wasser
- 1 Banane

Zubereitung

1. Die gewaschene Hirse mit Milch und Wasser in den Mixtopf geben
2. Die Banane in grobe Stücke brechen und dazugeben
3. Messbecher einsetzen und bei 90 °C / 15 Minuten auf Stufe 2 garen
4. Ohne Messbecher weitere 15 Minuten bei 90 °C auf Stufe 2 einkochen lassen
5. Warm servieren

Himbeer-Bananen-Quark

Zutaten

2 Portionen

Nährwerte pro Portion: 216 kcal, 12 g KH, 12 g EW, 13 g FE
Punkte pro Portion: 5

- 100 g Himbeeren (tiefgekühlt)
- 150 g Magerquark
- 15 g Leinöl, möglichst geschmacksneutral
- 70 g Banane, in Stücken
- 50 g griechischer Joghurt, 0,2 % Fett
- 3 EL Chiasamen

Zubereitung

1. Himbeeren nicht aufgetaut in den Mixtopf geben
2. 5 Sekunden / Stufe 10 mixen
3. Alles mit dem Spatel nach unten schieben
4. Banane dazu geben – 3 Sekunden / Stufe 5 mixen
5. Nach unten schieben
6. Quark hinzufügen – 10 Sekunden / Stufe 5 mixen
7. Nach unten schieben
8. Joghurt und Leinöl hinzufügen
9. 10 Sekunden / Stufe 5 mixen
10. Nach unten schieben und evtl. wiederholen
11. Chiasamen über die fertige Speise streuen
12. Servieren

Apfel-Bananen-Haferbrei

Zutaten

1 Portion

Nährwerte pro Portion: 325 kcal, 55 g KH, 12 g EW, 6 g FE
Punkte pro Portion: 7

- 1 Apfel
- 1 Banane
- 20 g Haferflocken
- 250 g Milch, fettarm
- ½ TL Zimt

Zubereitung

1. Den Apfel vierteln, entkernen und im Mixtopf 4 Sekunden / Stufe 4 zerkleinern
2. Haferflocken und Milch hinzufügen und mit Zimt würzen. 10 Minuten / 90° C auf Stufe 0,5 im Linkslauf köcheln lassen
3. Die Banane schälen und in Scheiben schneiden
4. Nach Garzeit Ende die Banane ebenfalls in den Mixtopf geben und im Linkslauf für 20 Sekunden / Stufe 1

Eiersalat

Zutaten

4 Portionen

Nährwerte pro Portion: 353 kcal, 3 g KH, 15 g EW, 32 g FE
Punkte pro Portion: 7

- 8 Eier, hartgekocht
- 60 g Joghurt
- 100 g Mayonnaise
- 1 Spritzer Zitronensaft
- ½ Bund Schnittlauch, in Röllchen
- ½ TL Senf, mittelscharf
- ½ TL Pfeffer

Zubereitung

1. Zunächst die Eier schälen und Eiweiß und Eigelb voneinander trennen
2. Eigelb in den Mixtopf geben und Joghurt, Mayonnaise, Zitronensaft, Senf, Salz und Pfeffer hinzugeben
3. Alles für 5 Sekunden / Stufe 4 vermischen und mit dem Spatel nach unten schieben
4. Nun Schnittlauch und Eiweiß hinzugeben und nochmals 3 Sekunden / Stufe 3 vermengen
5. Mit Salz und Pfeffer abschmecken

Suppen

Melone-Gurke-Suppe

Zutaten

4 Portionen

Nährwerte pro Portion: 126 kcal, 13 g KH, 3 g EW, 7 g FE
Punkte pro Portion: 3

- 1 Melone
- 1 Salatgurke
- 150 g Geflügelbouillon
- 100 g Gurke-Dill-Knoblauch Aufstrich
- Salz
- Weißer Pfeffer

Zubereitung

1. Melone vierteln
2. Das Fruchtfleisch aus der Schale lösen und entkernen
3. Salatgurke schälen, längs halbieren und mit einem Löffel die Kerne entfernen
4. Melonen- und Gurkenfleisch grob würfeln und mit der Bouillon und dem Aufstrich in den Mixtopf geben
5. 30 Sekunden / Stufe 8 / pürieren
6. Suppe mit Salz und Pfeffer abschmecken

Gemüse-Suppe

Zutaten

4 Portionen

Nährwerte pro Portion: 93 kcal, 12 g KH, 4 g EW, 3 g FE
Punkte pro Portion: 2

- 1 Zwiebel, halbiert
- 1 Knoblauchzehe, halbiert
- 1 gestrichener TL rote Currypaste
- 10 g Kokosöl
- 750 g Wasser
- 2 EL Gemüsebrühe
- 1 gestrichener TL Salz
- 1 Prise Pfeffer
- 250 g gemischtes, schnell garendes Gemüse:
- (z.B. Champignonscheiben, Zucchinischeiben, Paprikastreifen, kleine Brokkoliröschen)
- 80 g Kräuterfrischkäse light
- 1/2 Banane
- 1 geh. TL Preiselbeeren

Zubereitung

1. Zwiebel und Knoblauchzehe 5 Sekunden / Stufe 5 zerkleinern
2. 1 TL Currypaste und Kokosöl dazugeben, dann 2 Minuten / Varoma / Stufe 1 dünsten
3. Gemüse für 7 Sekunden / Stufe 6 grob zerkleinern
4. Wasser, Gemüsebrühe, Salz und Pfeffer in den Mixtopf füllen
5. Schnell garendes Gemüse in den Varomaboden einlegen, 15 Minuten / Varoma / Stufe 1 garen
6. Kräuterfrischkäse und halbe Banane ebenfalls in den Mixtopf geben, für 30 Sekunden / Stufe 10 pürieren und das Gemüse in die Suppe geben

Gulasch-Suppe

Zutaten

4 Portionen

Nährwerte pro Portion: 330 kcal, 34 g KH, 24 g EW, 10 g FE
Punkte pro Portion: 8

- 350 g Zwiebeln, halbiert
- 20 g Öl
- 400 g Rindergulasch, in Stücken
- 250 g Tomaten, geviertelt
- 450 g Wasser
- 1 1/2 EL Paprika, edelsüß
- 1 TL Salz
- 1/2 TL Pfeffer
- 100 g rote Paprika, in Stücken
- 400 g Süßkartoffeln, in Stücken
- 2 Würfel Rinderbrühe

Zubereitung

1. Die Zwiebeln in den Mixtopf geben, für 5 Sekunden auf Stufe 5 zerkleinern und anschließend umfüllen
2. Das Öl in den Mixtopf geben und für 1 Minuten / Varoma / Stufe 1 erhitzen
3. Die Hälfte des Fleisches zugeben und für weitere 3 Minuten / Varoma im Linkslauf auf Stufe 1 anbraten
4. Das restliche Fleisch dazugeben und für 3 Minuten / Varoma im Linkslauf auf Stufe 1 braten
5. Die Zwiebeln anschließend zugeben und für 2 Minuten / Varoma im Linkslauf auf Stufe 1 dünsten
6. Nun die Tomaten, 150 g Wasser und die Gewürze zugeben und mit eingesetztem Messbecher für 40 Minuten bei 100 °C im Linkslauf auf Stufe 1 garen
7. Danach die restlichen Zutaten zufügen und für weitere 15 Minuten bei 100 °C auf Stufe 1 im Linkslauf garen

Minze-Suppe

Zutaten

4 Portionen

Nährwerte pro Portion: 289 kcal, 12 g KH, 13 g EW, 20 g FE
Punkte pro Portion: 5

- 1 Zwiebel, halbiert
- 1 Knoblauchzehe, halbiert
- 500 g Zucchini, in Stücken
- 100 g Kartoffeln, in Stücken
- 400 g Wasser
- 1 Brühwürfel
- 2 TL gehackte Minze
- 200 g Feta, fettarm
- 100 g Sahne-Ersatz, 7 % Fett
- 1 EL Olivenöl
- 1 Prise Pfeffer
- 1 Prise Salz

Zubereitung

1. Zwiebel, Knoblauch und Öl in den Mixtopf geben
2. 3 Minuten / 120 °C / Stufe 1 andünsten
3. Zucchini, Kartoffeln, Wasser, Brühe, sehr wenig Salz, Pfeffer und Minze zugeben, 15 Minuten / 100 °C / Stufe 1 garen
4. Zerbröselten Feta und Sahne zugeben
5. 50 Sekunden / Stufe 6 pürieren
6. Mit einem Minzblatt und einem Streifen Olivenöl dekorieren

Broccoli-Curry-Suppe

Zutaten

4 Portionen

Nährwerte pro Portion: 106 kcal, 10 g KH, 5 g EW, 5 g FE
Punkte pro Portion: 8

- 1 Knoblauchzehe
- 5 g Ingwer
- 15 g Öl
- 500 g Brokkoli
- 150 g Möhren
- 3 TL scharfer Curry
- 600 g Wasser
- 400 g Kokosmilch, fettreduziert
- 2 TL Brühe
- Salz und Pfeffer

Zubereitung

1. 1 Knoblauchzehe und Ingwer in den Thermomix geben
2. 5 Sekunden / Stufe 5 zerkleinern
3. 15 g Öl dazu geben
4. 2 Minuten / Varoma / Stufe 1 dünsten
5. Brokkoli in den Thermomix geben
6. 2 Minuten / Linkslauf / Varoma / Stufe 1
7. Wasser, Kokosmilch, Brühe, Curry, 1/2 TL Salz und Pfeffer in den Thermomix geben
8. 10 Minuten / Linkslauf / 100 °C / Stufe 1 garen
9. Möhren in dünne Scheiben hobeln, in den Thermomix geben
10. Zuletzt 6 Minuten / 100 °C / Stufe 1 fertig garen

Linseneintopf

Zutaten

4 Portionen

Nährwerte pro Portion: 541 kcal, 88 g KH, 31 g EW, 6 g FE
Punkte pro Portion: 12

- 400 g Linsen, eingeweicht
- 800 ml Gemüsebrühe
- 200 ml Ananassaft
- 3 Süßkartoffeln
- 3 Paprika, rot
- 2 EL Petersilie, gehackt
- 2 EL Koriander, gehackt
- Olivenöl
- Sojasauce
- Salz und Pfeffer

Zubereitung

1. Paprika und Süßkartoffeln fein würfeln. Mit etwas Olivenöl im Thermomix auf Stufe 3 / 100 °C andünsten
2. Mit Ananassaft und Gemüsebrühe ablöschen, auf Stufe 2 / 80 °C stellen und die Linsen hinzufügen. Für 30 Minuten köcheln lassen
3. Mit Sojasauce sowie den Gewürzen abschmecken und für weitere 10 Minuten bei gleicher Hitze und Drehzahl köcheln lassen
4. Vor dem Servieren mit den frischen Kräutern bestreuen

Blumenkohlsuppe

Zutaten

4 Portionen

Nährwerte pro Portion: 238 kcal, 10 g KH, 10 g EW, 17 g FE
Punkte pro Portion: 4

- 1000 g Brühe
- 1 Zwiebel
- 1 Knoblauchzehe
- 3 Möhren
- 1 Blumenkohl
- 45 g Schmelzkäse
- 40 g Sahne-Ersatz, 7 % Fett
- 100 g Krabben
- 6 TL Olivenöl
- Salz und Pfeffer

Zubereitung

1. Die geschälte Zwiebel und den Knoblauch in den Thermomix geben und für 5 Sekunden auf Stufe 5 zerkleinern. Mit einem Spatel nach unten schieben
2. Das Öl hinzufügen und für 3 Minuten bei 100 °C andünsten lassen
3. In der Zwischenzeit den Blumenkohl klein schneiden und die Möhren schälen sowie halbieren
4. Zusammen mit der Brühe im Thermomix bei 100 °C auf Stufe 2 für 15 Minuten kochen lassen
5. Zum Schluss den Schmelzkäse und die Sahne hinzufügen und eine Minute lange stufenweise von Stufe 4 auf Stufe 8 pürieren
6. Zusammen mit den Krabben servieren

Tomatensuppe mit Einlage

Zutaten

4 Portionen

Nährwerte pro Portion: 265 kcal, 10 g KH, 14 g EW, 18 g FE
Punkte pro Portion: 7

- 250 g Hackfleisch, gemischt
- 1 Gemüsezwiebel
- 1 Knoblauchzehe
- 2 Dosen Tomaten
- 1 Bund Petersilie
- 250 ml Gemüsebrühe
- 150 ml Sahne-Ersatz, 7 % Fett
- Olivenöl
- Salz und Pfeffer

Zubereitung

1. Zwiebel und Knoblauchzehe schälen und im Thermomix auf Stufe 6 für 20 Sekunden zerkleinern. Mit etwas Olivenöl auf Stufe 3 / 100 °C glasig andünsten
2. Das Hackfleisch hinzufügen und bei gleicher Temperatur garen. Mit dem Inhalt der Tomatendosen ablöschen und die Gemüsebrühe hinzufügen. Für 15 Minuten köcheln lassen auf Stufe 2 / 80 °C
3. Nach dieser Zeit die Sahne hinzufügen und mit Salz und Pfeffer abschmecken
4. Die Petersilie hacken und zur Suppe hinzufügen. Diese auf vier Tellern verteilen und noch warm servieren

Kartoffel-Möhren-Suppe

Zutaten

2 Portionen

Nährwerte pro Portion: 358 kcal, 49 g KH, 10 g EW, 12 g FE
Punkte pro Portion: 5

- 1 Zwiebel
- 3 Kartoffeln
- 2 Möhren
- 1 Bund Petersilie
- 1 Stängel Staudensellerie
- 25 ml Weißwein
- 450 ml Gemüsebrühe
- 50 ml Kokosmilch, fettarm
- 1 EL Olivenöl
- 2 TL Paprika, edelsüß
- 1 TL Currypulver
- 1 Messerspitze Muskat
- 1 Messerspitze Zimt
- Salz und Pfeffer

Zubereitung

1. Zunächst die Zwiebel schälen und diese 5 Sekunden lang auf Stufe 5 in den Thermomix geben
2. Nun das Olivenöl hinzugeben und die Zwiebel 3 Minuten lang auf der Stufe 1 / Varoma andünsten
3. Folgend die Zwiebel mit dem Weißwein ablöschen und alles zusammen 1 Minute lang auf der Stufe 1 / Varoma anschwitzen
4. Danach die Kartoffeln und die Möhren schälen und beides, zusammen mit dem Staudensellerie, in kleine Stücke schneiden
5. Das Gemüse zusammen mit der Gemüsebrühe und den Gewürzen in den Thermomix geben und die Suppe 20 Minuten lang bei 100 °C auf Stufe 2 leicht köcheln lassen
6. Die Suppe nun 20 Sekunden lang auf Stufe 7 pürieren, die Kokosmilch hinzugeben und die Suppe weitere 10 Sekunden lang auf der Stufe 3 verrühren
7. Die frischen Kräuter kleinhacken. Abschließend die Suppe mit den Gewürzen abschmecken und die frischen Kräuter drüberstreuen

Salate

Möhren-Salat

Zutaten

4 Portionen

Nährwerte pro Portion: 137 kcal, 9 g KH, 1 g EW, 10 g FE
Punkte pro Portion: 4

- 500 g Möhren
- 50 g Zwiebeln, halbiert
- 1 EL Zitronensaft
- 3 EL Olivenöl
- 1 TL Honig
- 1 gestrichener TL Salz
- nach Geschmack Pfeffer

Zubereitung

1. Alle Zutaten in den Mixtopf geben
2. 6 Sekunden/Stufe 5 zerkleinern, abschmecken und zimmerwarm servieren

Brokkoli-Rohkost-Salat

Zutaten

4 Portionen

Nährwerte pro Portion: 151 kcal, 11 g KH, 6 g EW, 9 g FE
Punkte pro Portion: 4

- 300 g Brokkoli, in Röschen
- 1 rote Paprika, in Stücken
- 1 Apfel, groß, geviertelt
- 30 g Pinienkerne
- 25 g Olivenöl
- 15 g Obstessig
- 1 TL Honig
- 1 TL Senf
- 1 TL Salz
- 1/4 TL Pfeffer

Zubereitung

1. Alle Zutaten in den Mixtopf
2. 5 Sekunden / Stufe 4 mithilfe der Sanftrührstufe zerkleinern
3. Abschmecken, zimmerwarm servieren

Kohlrabi-Kräuter-Salat

Zutaten

2 Portionen

Nährwerte pro Portion: 242 kcal, 17 g KH, 7 g EW, 16 g FE
Punkte pro Portion: 9

- 2 Kohlrabi
- 1 Zwiebel
- 1 EL Gartenkräuter, frisch
- 150 g Naturjoghurt, fettarm
- 3 EL Essig
- 3 EL Öl
- 1 TL Zucker
- ½ TL Salz
- Zitronensaft
- Pfeffer

Zubereitung

1. Kohlrabi und Zwiebel zusammen in den Mixtopf geben und für 3 Sekunden / Stufe 5 zerkleinern
2. Salat in eine Schüssel umfüllen und mit Salz, Pfeffer und den Gartenkräutern würzen
3. Zum Schluss Zitronensaft, Joghurt, Öl, Essig und Zucker verrühren und das Dressing über den Salat geben

Paprika-Salat

Zutaten

4 Portionen

Nährwerte pro Portion: 320 kcal, 14 g KH, 13 g EW, 22 g FE
Punkte pro Portion: 8

- 50 g Mandeln
- 2 Chilischoten
- 200 g Paprika, rot
- 200 g Paprika, gelb
- 1 Salatgurke
- 30 g Olivenöl
- 30 g Balsamico, weiß
- 1 TL Salz
- etwas Pfeffer
- 3 TL Honig (flüssig)
- Saft einer Zitrone
- 1 TL Senf
- 1 TL Paprikapulver, geräuchert
- 200 g Schafskäse, fettarm

Zubereitung

1. Chilischoten und Mandeln 4 Sekunden / Stufe 8 hacken
2. Mit dem Spatel nach unten schieben
3. Paprika mit dem Sparschäler schälen, entkernen und vierteln
4. Salatgurke mit Schale halbieren und Kerne mit der Rückseite eines Teelöffels entfernen, in Stücke schneiden und in den Mixtopf geben
5. Öl, Balsamico, Honig, Zitronensaft, Paprikapulver, Salz, Pfeffer und Senf zugeben
6. 5 Sekunden / Stufe 4 zerkleinern
7. Schafskäse unterheben und in einem Glas servieren

Kohlrabi-Apfel-Salat

Zutaten

8 Portionen

Nährwerte pro Portion: 68 kcal, 10 g KH, 2 g EW, 2 g FE
Punkte pro Portion: 1

- 500 g Kohlrabi, in Stücken
- 1 Zwiebel rot, geviertelt
- 1 Apfel, in Stücken
- 8 Aprikosen, getrocknet, klein, geviertelt
- 1/2 Bund Petersilie, glatte ohne Stiele, Blätter grob zerschneiden
- 1/2 TL Kräutersalz
- 1/4 TL Pfeffer aus der Mühle
- 2 EL Apfelessig
- 1 EL Olivenöl
- 2 Spritzer flüssiger Süßstoff

Zubereitung

1. Alle Zutaten in den Mixtopf
2. Mithilfe des Spatels 4 Sekunden / Stufe 5 zerkleinern

Couscous-Salat

Zutaten

4 Portionen

Nährwerte pro Portion: 148 kcal, 28 g KH, 6 g EW, 1 g FE
Punkte pro Portion: 4

- 300 g Couscous, vorgegart
- 1 Zwiebel
- 1 Knoblauchzehe
- 2 Strauchtomaten
- 2 Paprika
- 1 Handvoll Minze
- 300 ml Gemüsebrühe
- 2 EL Tomatenmark
- Salz und Pfeffer

Zubereitung

1. Die Zwiebel und die Knoblauchzehe schälen. Die Strauchtomaten vierteln und die Kerne sowie den Stiel der Paprika entfernen
2. Die vorbereiteten Zutaten mit der Gemüsebrühe und dem Tomatenmark in den Thermomix füllen und dort auf Stufe 6 für 60 Sekunden vermengen. Nach Belieben mit Salz und Pfeffer abschmecken
3. Den Inhalt des Thermomix in eine Schüssel füllen und mit dem Couscous vermengen. Die Minze hacken und darüber verteilen. Sofort servieren oder in den Kühlschrank stellen

Rohkost-Salat

Zutaten

4 Portionen

Nährwerte pro Portion: 98 kcal, 15 KH, 1 EW, 3 FE
Punkte pro Portion: 1

- 250 g Möhren, in Stücken
- 400 g Äpfel, geviertelt
- 20 g Zitronensaft
- 50 g Sahne
- ¼ TL Salz

Zubereitung

1. Alle Zutaten zusammen in den Mixtopf geben und für 6 Sekunden / Stufe 5 zerkleinern und vermischen. Hierzu den Spatel zur Hilfe nehmen

Sprossensalat

Zutaten

4 Portionen

Nährwerte pro Portion: 98 kcal, 7 g KH, 6 g EW, 5 g FE
Punkte pro Portion: 1

- 200 g Sojasprossen
- 200 g Bambussprossen
- 200 g Mungo Bohnen Keimlinge
- 1 Bund Koriander
- Olivenöl
- Limettensaft
- Sojasauce
- Salz und Pfeffer

Zubereitung

1. Den Koriander im Thermomix auf Stufe 8 fein zerkleinern
2. Mit etwas Olivenöl kurz auf Stufe 2 / 60 °C erwärmen. Die Sprossen und Keimlinge hinzufügen und bei unveränderter Einstellung ebenfalls erwärmen
3. Mit den übrigen Zutaten abschmecken und noch warm servieren

Hauptgerichte mit Geflügel

Hühner-Lauch-Suppe

Zutaten

2 Portionen

Nährwerte pro Portion: 528 kcal, 10 g KH, 31 g EW, 39 g FE
Punkte pro Portion: 7

- 200 g Hähnchenbrustfilet, gewürfelt
- 750 g Hühnerbrühe, heiß
- 300 g Lauch, in Ringen
- 300 g Champignons, kleingeschnitten
- 200 g Schmelzkäse
- Salz und Pfeffer
- etwas Öl

Zubereitung

1. Öl in den Mixtopf geben und den Lauch darin für 3 Minuten / Varoma / Stufe 1 im Linkslauf dünsten
2. Das Fleisch hinzugeben und für 7 Minuten / 100° C / Sanftrührstufe im Linkslauf anbraten
3. Nun die Champignons hinzugeben und für 5 Minuten bei gleicher Einstellung mitbraten
4. Mit der Hühnerbrühe angießen und nochmals 4 Minuten / 100° C / Sanftrührstufe im Linkslauf garen
5. Den Schmelzkäse hinzugeben und für weitere 5 Minuten garen
6. Die Suppe mit Salz und Pfeffer abschmecken

Rotes Thai-Curry

Zutaten

4 Portionen

Nährwerte pro Portion: 199 kcal, 17 g KH, 22 g EW, 4 g FE
Punkte pro Portion: 10

- 350 g Hähnchenbrustfilet, in Würfeln
- 400 g Kokosmilch, fettreduziert
- 100 g Paprika, rot, in Würfeln
- 100 g Möhren, in Würfeln
- 100 g grüne Bohnen
- 100 g Wasser
- 80 g rote Currypaste
- 30 g Limettensaft
- 20 g Zucker
- 20 g Fischsauce
- 2 EL Galgant

Zubereitung

1. Galgant in den Mixtopf geben und für 5 Sekunden auf Stufe 7 zerkleinern. Mit dem Spatel nach unten schieben
2. Kokosmilch, Currypaste, Bohnen und Wasser ebenfalls in den Mixtopf geben und für 12 Minuten / 100° C / Stufe 1 im Linkslauf garen
3. Hähnchenbrust, Paprika, Zucker, Fischsauce und Limettensaft hinzugeben und für 11 Minuten / 100° C / Stufe 1–2 im Linkslauf fertig garen

Variation vom indischen Putencurry

Zutaten

2 Portionen

Nährwerte pro Portion: 608 kcal, 50 g KH, 66 g EW, 15 g FE
Punkte pro Portion: 12

- 1 Zwiebel
- 5 g Ingwer, geschält
- 1 Knoblauchzehe
- 15 g Rapsöl
- 90 g Tomatenmark
- 200 g Kokosmilch, fettarm
- 80 g Naturjoghurt, fettarm
- 200 g Milch, 1,5 %

- 450 g Paprika
- 200 g Karotten
- 200 g Zucchini
- 400 g Putenbrustfilet
- 1 TL Currypulver
- 1 TL Kurkuma
- 1 EL Balsamico bianco
- 1 TL Salz

Zubereitung

1. Zwiebel, Ingwer und die Knoblauchzehe in den Thermomix geben und für 5 Sekunden auf Stufe 6 zerkleinern
2. Mit einem Spatel alles nach unten schieben
3. Rapsöl dazugeben und für 3 Minuten / Varoma auf Stufe 1 dünsten
4. Das Tomatenmark, den Joghurt, die Milch und die Kokosmilch zufügen und für 15 Minuten bei 100 °C auf Stufe 2 reduzieren lassen
5. In der Zwischenzeit das Gemüse in Streifen schneiden und in den Varoma legen
6. Die Putenbrust in Würfel schneiden und in das Garkörbchen legen
7. Die Gewürze nun mit in den Thermomix geben und für 3 Minuten / Varoma auf Stufe 1 erhitzen
8. Das Garkörbchen einsetzen
9. Varoma mit dem Gemüse einsetzen und alles für 30 Minuten / Varoma auf Stufe 1 garen

Hähnchen-Tomaten-Geschnetzeltes

Zutaten

4 Portionen

Nährwerte pro Portion: 245 kcal, 20 g KH, 27 g EW, 6 g FE
Punkte pro Portion: 7

- 400 g Hähnchengeschnetzeltes
- 3 EL Sojasauce
- 250 g Reis
- 1 Zwiebel, halbiert
- 1 Knoblauchzehe, halbiert
- 1 TL Olivenöl
- 5 Tomaten, geviertelt
- 250 g Wasser
- 2 TL Gemüsebrühe
- Pfeffer
- Paprikapulver

Zubereitung

1. Das Hähnchenfleisch circa 30 Minuten in Soja Sauce, Pfeffer und Paprikapulver einlegen und danach in den Varoma geben
2. Zwiebel und Knoblauch 5 Sekunden auf Stufe 5 zerkleinern
3. Mit dem Öl 3 Minuten im Varoma auf Stufe 1 andünsten
4. Tomaten hinzugeben und für 6 Sekunden auf Stufe 5 zerkleinern
5. Wasser und Gemüsebrühe hinzufügen, Gareinsatz einhängen
6. Reis einwiegen und kurz auf Stufe 5 spülen
7. Varoma aufsetzen und für 25 Minuten auf Stufe 1 garen

Hähnchen-Curry mit Ananas

Zutaten

4 Portionen

Nährwerte pro Portion: 521 kcal, 51 g KH, 43 g EW, 14 g FE
Punkte pro Portion: 11

- 3 Stück Hähnchenbrust, im Ganzen
- 1 gehäufter TL Hähnchengewürz
- 20 g Sojasauce
- 1 Zwiebel, halbiert
- 70 g Lauch, in groben Stücken
- 130 g Paprika, rot, geviertelt
- 750 g Gemüsebrühe, nach Belieben abgeschmeckt
- 50 g Ananassaft, aus der Dose
- 250 g Reis (Garzeit 15–20 Minuten)
- 1 Dose Ananas, Abtropfgewicht 340g / in Stücken
- 2 TL Curry
- 1 TL Zucker
- 1/2 TL Paprika, edelsüß
- 1 Prise Pfeffer
- 20 g Butter
- 20 g Mehl
- 50 g Sahne-Ersatz, 7 %

Zubereitung

1. Hähnchenfleisch mit Hähnchengenwürz und Soja Sauce würzen und in den Varoma legen
2. Zwiebel, Paprika und Lauch in den Thermomix geben und 6 Sekunden / Stufe 5 zerkleinern
3. Das Gemüse 5 Minuten / Varoma / Stufe 1 dünsten
4. Gemüsebrühe und Ananassaft (aus der Dose) zugeben
5. Reis in den Gareinsatz wiegen und mit Curry würzen
6. Deckel aufsetzen und den Reis kurz bei Stufe 3 wässern
7. Varoma mit den Hähnchenbrüsten aufsetzen, Ananas Stücke in den Varoma Einlageboden verteilen.
8. 25 Minuten / Varoma / Stufe 1 garen
9. Varoma mit Fleisch, Ananas und den Reis beiseite stellen
10. Brühe umfüllen
11. Mehl und Butter in den Thermomix geben und bei 2 Minuten / 100 °C / Stufe 1 eine Mehlschwitze köcheln
12. ca. 500 g der Garflüssigkeit mit Gemüse wiederzugeben
13. Alles 20 Sekunden / Stufe 8 pürieren
14. Sahne, Paprikapulver und Pfeffer zugeben und 2 Minuten / 100 °C / Stufe 2 erwärmen
15. Fleisch und Ananas in die Sauce geben, abschmecken und servieren

Hähnchenbrust mit Brokkoli

Zutaten

4 Portionen

Nährwerte pro Portion: 458 kcal, 18 g KH, 56 g EW, 17 g FE
Punkte pro Portion: 7

- 4 Stück Hähnchenbrust
- 200 g Reis
- 400 g Brokkoli, in Röschen
- 1/2 Stück Paprika, rot, in Stücken
- 1000 g Wasser
- 2 TL Suppenwürze
- Salz
- Pfeffer
- 1/2 TL Öl
- 2 Stück Schmelzkäseecken, fettarm
- 20 g Schmand
- 20 g Tomatenmark

Zubereitung

1. Hähnchenfilets mit Salz und Pfeffer würzen, mit Öl benetzen und die Gewürze einreiben
2. Backpapier anfeuchten und den Varoma-Einlegeboden bedecken, die oberen Schlitze frei lassen
3. Hähnchenfilets darauflegen
4. Brokkoli-Röschen in den Varoma geben, die Paprikastücke darüber streuen und mit Kräutersalz würzen
5. Wasser in den Mixtopf füllen, Garkorb einhängen und Reis einwiegen
6. Suppenwürze zugeben und unter den Reis rühren
7. Mixtopf verschließen und Varoma aufsetzen
8. 20 Minuten / Varoma / Stufe 1 garen
9. Varoma und Garkorb warm stellen und aus der restlichen Garflüssigkeit (400 g) die Sauce herstellen
10. Dafür die restlichen Zutaten in den Mixtopf geben
11. Mixtopf verschließen, Messbecher aufsetzen und für ca. 4 Minuten / 100 °C / Stufe 3 kochen

Puten-Mix

Zutaten

4 Portionen

Nährwerte pro Portion: 426 kcal, 47 g KH, 41 g EW, 7 g FE
Punkte pro Portion: 5

- 500 g Putengeschnetzeltes
- 1 Brokkoli, in Röschen
- 400 g Möhren, in Scheiben
- 600 g Kartoffeln, in Scheiben
- 2 Zwiebeln, halbiert
- 1 Knoblauchzehe
- 20 g Öl
- 500 g passierte Tomaten
- 200 g warmes Wasser
- 1 Würfel Fleischbrühe
- 2 TL Zucker
- 1/2 TL Majoran
- 1/2 TL Thymian
- 1/2 TL Curry
- 1 TL Salz und Pfeffer

Zubereitung

1. Den Brokkoli und die Möhren in den Varoma geben und etwas salzen
2. Die Kartoffeln ins Garkörbchen füllen
3. Das Fleisch auf dem Einlegeboden verteilen und salzen und pfeffern
4. Die Zwiebeln und den Knoblauch in den Thermomix geben und für 4 Sekunden auf Stufe 5 zerkleinern
5. Öl dazugeben und für 3 Minuten / Varoma auf Stufe 1 andünsten
6. Die restlichen Zutaten dazugeben und kurz auf Stufe 3 verrühren
7. Den Gareinsatz einhängen, Varoma mit Einlegeboden aufsetzen und alles für 25 Minuten / Varoma Stufe 1 garen
8. Die Kartoffeln und das Fleisch in eine Schüssel füllen, mit Sauce übergießen und zusammen mit dem Gemüse servieren.

Gemüsecurry mit Putenwürfel und Shirataki

Zutaten

4 Portionen

Nährwerte pro Portion: 270 kcal, 14 g KH, 31 g EW, 9 g FE
Punkte pro Portion: 9

- 30 g Öl
- 1 rote Chilischote, entkernt und halbiert
- 1 Knoblauchzehe
- 1 Porree Stangen, in Ringen
- 250 g Kürbis, gewürfelt
- 250 g Kohlrabi, in Scheiben geschnitten
- 400 g Kokosmilch, fettarm
- 150 g Wasser
- 500 g Putenschnitzel, gewürfelt
- 1 TL grüne Currypaste
- 1 1/2 TL Salz
- 1/4 TL Pfeffer
- 400 g Shirataki, in Reisform

Zubereitung

1. Die Chilischote und den Knoblauch in den Thermomix geben
2. Für 3 Sekunden auf Stufe 8 zerkleinern und anschließend mit einem Spatel nach unten schieben
3. Das Öl hinzugeben und für 2 Minuten / Varoma im Linkslauf auf Stufe 1 andünsten
4. Porree, Kohlrabi, Kokosmilch, Kürbis, Wasser und die Currypaste zugeben
5. Für 16 Minuten bei 100 °C im Linkslauf auf Stufe 1 garen
6. Die Shirataki in ein Sieb füllen und gründlich waschen
7. Nun die restlichen Zutaten in den Thermomix geben und für 10 Minuten auf Stufe 1 bei 90 °C im Linkslauf mit garen

Hähnchenfilet mit Paprikagemüse

Zutaten

2 Portionen

Nährwerte pro Portion: 665 kcal, 32 g KH, 61 g EW, 31 g FE
Punkte pro Portion: 9

- 2 Hähnchenbrustfilets
- 4 Paprika
- 1 EL Olivenöl
- 1 EL Sojasauce
- 500 g Wasser
- 1 EL Gemüsepaste
- Salz und Pfeffer
- Paprikapulver

Sauce

- 2 EL Olivenöl
- 1 Zwiebel
- 1 Knoblauchzehe
- 1 EL Creme fraiche
- 2 EL Sojasauce
- Salz
- Pfeffer
- Majoran
- 1 TL Mehl

Zubereitung

1. Die Paprika waschen, entkernen, in Streifen schneiden und in den Varoma legen
2. Die Hähnchenbrustfilets in Streifen schneiden
3. In einen Gefrierbeutel das Öl, die Sojasauce, die Gewürze und die Hähnchenbruststreifen geben. Alles gut miteinander vermischen
4. Die Hähnchenbruststreifen im Varoma-Einlegeboden verteilen
5. In den Thermomix kochendes Wasser geben und die Gemüsepaste zugeben
6. Den Varoma aufsetzen und alles für 22 Minuten / Varoma auf Stufe 1 garen
7. Nach Ablauf der Zeit den Varoma zur Seite stellen
8. Von der Garflüssigkeit 100 ml auffangen und den Rest weggießen
9. Den Knoblauch und die Zwiebel schälen, in den Thermomix geben und für 5 Sekunden auf Stufe 5 zerkleinern
10. 2 EL Öl hinzufügen und für 3 Minuten / Varoma auf Stufe 2 andünsten
11. Danach die restlichen Zutaten für die Sauce und die Garflüssigkeit zugeben
12. 4 Minuten bei 100 °C auf Stufe 3 aufkochen lassen

Hauptgerichte mit Rind

Brokkoli-Hackfleisch-Mix

Zutaten

4 Portionen

Nährwerte pro Portion: 264 kcal, 11 g KH, 32 g EW, 9 g FE
Punkte pro Portion: 11

- 500 g Brokkoli, in Röschen geteilt
- 200 g Möhren, in Scheiben geschnitten
- 500 g Rinderhackfleisch
- 1 Zwiebel
- 4 Tomaten, grob gewürfelt
- 2 EL Tomatenmark
- 1 EL Öl
- Petersilie, frisch
- Salz und Pfeffer
- Chili
- 500 g Wasser

Zubereitung

1. 500 g Wasser in den Mixtopf geben, den Varoma-Behälter auf den Mixtopf stellen und die Brokkoliröschen und die Möhren im Varoma-Behälter verteilen und anschließend verschließen
2. Nun alles für 25 Minuten / Varoma im Linkslauf garen
3. Anschließend den Varoma zur Seite stellen und den Mixtopf leeren
4. Die geschälte Zwiebel in den Thermomix geben und für 3 Sekunden auf Stufe 5 zerkleinern
5. Mit einem Spatel nach unten schieben
6. Das Öl hinzugeben und für 2 Minuten bei 120 °C auf Stufe 2 andünsten
7. Das Hackfleisch zugeben und für 6 Minuten bei 120 °C im Linkslauf andünsten
8. Tomaten, Tomatenmark und die Gewürze zugeben und für 14 Minuten bei 100 °C im Linkslauf garen
9. Die Möhren und Brokkoliröschen nach Ablauf der Zeit unterheben
10. Den Brokkoli-Hackfleisch Mix mit frischer Petersilie bestreut servieren

Kartoffel-Rindfleisch-Eintopf

Zutaten

6 Portionen

Nährwerte pro Portion: 248 kcal, 21 g KH, 20 g EW, 7 g FE
Punkte pro Portion: 5

- 500 g Rindergulasch
- 350 g Kartoffeln, in Würfeln
- 220 g Möhren, in Stücken
- 500 g Guinness (dunkles Bier)
- 100 g Staudensellerie, in Stücken
- 100 g Zwiebeln, halbiert
- 4 Stängel Petersilie, abgezupft
- 20 g Mehl
- 400 g stückige Tomaten
- 3 TL Salz
- 2 Lorbeerblätter
- 3 Zweige Thymian, abgezupft
- 1 Zweig Rosmarin, abgezupft
- ½ TL Pfeffer
- 20 g Olivenöl

Zubereitung

1. Möhren, Sellerie, Zwiebeln und Petersilie in den Mixtopf geben und für 2 Sekunden auf Stufe 5 zerkleinern und mit dem Spatel nach unten schieben
2. Öl hinzugeben und für 3 Minuten / Varoma /Stufe 1 andünsten
3. Das Fleisch in den Mixtopf geben und für 5 Minuten / Varoma /Sanftrührstufe im Linkslauf garen. Dabei den Messbecher nicht einsetzen, dafür den Gareinsatz als Spritzschutz nutzen
4. Anschließend Tomaten, Lorbeerblätter, Mehl, Salz und Pfeffer, Thymian und Rosmarin hinzugeben und für 50 Minuten / 100° C / Stufe 1 im Linkslauf garen
5. Zum Schluss Kartoffeln und Bier hineingeben und für weitere 30 Minuten / 100° C / Stufe 1 im Linkslauf fertig garen

Rindfleischtopf mit grünen Bohnen

Zutaten

4 Portionen

Nährwerte pro Portion: 314 kcal, 37 g KH, 28 g EW, 5 g FE
Punkte pro Portion: 6

- 400 g Rindfleisch, frei von Sehnen, in Würfeln
- 750 g Kartoffeln, in Scheiben
- 500 g Schnittbohnen
- 1500 g Wasser
- 4 TL Fleischbrühe
- 2 Stängel Bohnenkraut
- Salz und Pfeffer

Zubereitung

1. Zunächst das Wasser in den Mixtopf gießen und die Fleischbrühe einrühren
2. Das Garkörbchen einhängen. Das Fleisch mit Bohnenkraut, Salz und Pfeffer würzen und in das Körbchen legen
3. Die Kartoffeln und Bohnen im Varoma abwechselnd schichten und die Zwischenlagen immer mit etwas Bohnenkraut bestreuen. Einige Luftschlitze sollten frei bleiben
4. Den Varoma aufsetzen und alles für 40 Minuten / Varoma / Stufe 1 garen

Möhren-Nudeln mit Sauce Bolognese

Zutaten

4 Portionen

Nährwerte pro Portion: 287 kcal, 17 g KH, 32 g EW, 9 g FE
Punkte pro Portion: 3

- 500 g Rinderfilet
- 250 ml Gemüsebrühe
- 75 g Sellerie
- 2 Tomaten
- 2 Dosen stückige Tomaten
- 4 Möhren
- 1 Stange Porree
- 1 Zwiebel
- 1 Knoblauchzehe
- 2 EL Tomatenmark
- Olivenöl
- Salz und Pfeffer

Zubereitung

1. Zwiebel und Knoblauch für 5 Sekunden auf Stufe 5 zerkleinern und mit dem Spatel nach unten schieben
2. Eine Möhre, den Porree und den Sellerie grob zerkleinern und ebenfalls für 5 Sekunden auf Stufe 5 häckseln. Etwas Olivenöl hinzufügen und gemeinsam mit Zwiebeln und Knoblauch auf Stufe 1 glasig andünsten. Das Hackfleisch hinzufügen und krümelig anbraten
3. Die Gemüsebrühe sowie die Tomaten und die Dosentomaten dazugeben. Für 60 Minuten auf Stufe 1 zu einer Sauce einköcheln lassen. 15 Minuten vor Ende der Garzeit mit dem Tomatenmark sowie den Gewürzen nach Belieben abschmecken

Rindfleisch mit Zitronengras

Zutaten

4 Portionen

Nährwerte pro Portion: 293 kcal, 15 g KH, 39 g EW, 8 g FE
Punkte pro Portion: 4

- 700 g Rinderfilet
- 1 Zwiebel
- 4 Tomaten
- 3 Stangen Zitronengras
- 2 Knoblauchzehen
- 1 rote Paprika
- 1 Stück Ingwer, klein
- 2 EL Fischsauce
- 120 ml Hühnerbrühe
- 1 EL Sojasauce
- 1 TL Zucker
- Salz

Zubereitung

1. Das Rindfleisch in dünne Scheiben schneiden und anschließend die Fischsauce darüber geben
2. Das gewaschene Zitronengras an beiden Enden etwas kürzen und dann fein hacken. Knoblauch und Ingwer schälen und fein zerkleinern. Alles zusammen in den Thermomix geben und auf Stufe 6 vermischen bis eine Paste entsteht
3. Die Paprika waschen und in Würfel schneiden. Die Zwiebel ebenfalls in feine Würfel hacken. Tomaten waschen und in kleine Stücke schneiden, je nach Geschmack vorher schälen
4. Die Paste aus dem Thermomix entnehmen, dann das Fleisch darin etwa 2 Minuten auf Stufe 3 / 100 °C schmoren und wieder herausholen. Dann Zwiebel- und Paprikastücke auf gleicher Einstellung garen. Die Paste und die Tomaten in den Thermomix geben. Hühnerbrühe, Zucker und Sojasauce dazugeben
5. Zuletzt das Fleisch wieder hinzugeben und mit Salz abschmecken
6. Alles noch auf Stufe 2/80 °C für 5 Minuten garen

Rindergeschnetzeltes mit Kokos

Zutaten

4 Portionen

Nährwerte pro Portion: 150 kcal, 9 g KH, 19 g EW, 4 g FE
Punkte pro Portion: 7

- 300 g Rindergeschnetzeltes
- 250 ml Kokosmilch, fettarm
- 250 ml Wasser
- 250 g Zuckerschoten
- 2 EL Currypaste
- Salz und Pfeffer

Zubereitung

1. Das Rindergeschnetzelte mit etwas Olivenöl auf Stufe 1 anbraten. Die Currypaste hinzufügen und für eine Minute mitbraten

2. Wasser und Kokosmilch hinzufügen und auf Stufe 1 erwärmen. Die Zuckerschoten in den Mixtopf geben und für 30 Minuten auf Stufe 1 garen. Vor dem Servieren mit Salz und Pfeffer abschmecken

Hauptgerichte mit Schwein

Schweinegeschnetzeltes mit Ei

Zutaten

2 Portionen

Nährwerte pro Portion: 475 kcal, 17 g KH, 46 g EW, 23 g FE
Punkte pro Portion: 7

- 250 g Schweinefleisch
- 250 g Champignons
- 4 Eier
- 1 Stange Lauch
- 1 rote Zwiebel
- 2 EL Erdnussöl
- 2 EL Sojasauce
- 1 EL Austernsauce
- 250 ml Gemüsebrühe
- 2 TL Curry
- 1 TL Paprika, edelsüß
- 1 TL Chilipulver
- Salz und Pfeffer

Zubereitung

1. Zunächst die Gemüsebrühe in den Thermomix geben, die Eier in den Gareinsatz legen, diesen einhängen und die Eier 15 Minuten lang auf der Stufe 1 und bei 100 °C leicht köcheln lassen
2. Die Eier entnehmen und für später an die Seite legen
3. Nun das Schweinefleisch in mundgerechte Stücke schneiden
4. Danach die Zwiebel schälen und zusammen mit dem Lauch für 5 Sekunden auf Stufe 6 in den Thermomix geben und anschließend 3 Minuten lang, zusammen mit dem Erdnussöl, im Varoma andünsten
5. Nun das Fleisch und die restlichen Zutaten, bis auf die Champignons, hinzugeben und alles 20 Minuten lang bei 100 °C im Linkslauf auf der Stufe 2 garen
6. Zwischenzeitlich die Champignons und die Eier in Scheiben schneiden, um diese noch einmal 5 Minuten lang bei 100 °C im Linkslauf auf der Stufe 2 mitzugaren
7. Zum Abschluss alles mit den Gewürzen abschmecken

Schweinefleisch süß-sauer

Zutaten

4 Portionen

Nährwerte pro Portion: 375 kcal, 38 g KH, 39 g EW, 6 g FE
Punkte pro Portion: 4

- 600 g Schweinefleisch
- 1 Gemüsezwiebel
- 1 Paprika, gelb
- 1 Paprika, rot
- 2 Karotten
- 1 Knoblauchzehe
- 1 Dose Ananas
- 1 Glas gemischtes Asia-Gemüse
- 1 Tube Tomatenmark
- 2 TL Sambal Oelek
- 1 TL Salz

Zubereitung

1. Das Fleisch in Würfel schneiden. Karotten und Zwiebeln schälen und in fingerbreite Scheiben schneiden. Die Paprikaschoten waschen und in Würfel schneiden. Den Knoblauch schälen und fein hacken
2. Das Fleisch mit etwas Olivenöl in den Thermomix geben und auf Stufe 3 / 100 °C ca. 10 Minuten schmoren.
3. Anschließend die Karotten zugeben und weitere 2 Minuten schmoren.
4. Dann die Zwiebeln und Paprika in den Mixtopf geben und für 3–4 Minuten dünsten. Den Knoblauch zugeben, 1 Minute angehen lassen. Zuletzt die Ananasstücke zugeben und für 3 Minuten mit garen
5. Sambal Oelek, je nach gewünschter Schärfe, Salz und Tomatenmark verrühren und auf Stufe 2 / 60 °C im Thermomix für 5 Minuten garen

Schweinefleisch mit Erdnüssen

Zutaten

4 Portionen

Nährwerte pro Portion: 456 kcal, 9 g KH, 51 g EW, 22 g FE
Punkte pro Portion: 11

- 800 g Schweinefilet
- 300 g Chinakohl
- 1 Knoblauchzehe
- 1 Bund Lauchzwiebeln
- 1 Glas Sojakeimlinge
- 3 EL Olivenöl
- 6 EL Erdnusskerne, ungesalzen
- 8 EL Hühnerbrühe
- 2 EL Sojasauce
- Salz und Pfeffer

Zubereitung

1. Das Schweinefleisch waschen und in dünne Scheiben schneiden. Sojakeimlinge abtropfen lassen und an die Seite stellen. Anschließend den Chinakohl waschen und in dünne Streifen schneiden. Die Lauchzwiebeln von den Trieben trennen, waschen und in dünne Ringe schneiden

2. Die Erdnüsse hacken und 3–4 Minuten im Thermomix auf Stufe 3 / 100 °C schmoren. Herausnehmen und leicht zerdrücken

3. 2 EL Olivenöl in den Thermomix geben und das Fleisch darin für ca. 5 Minuten auf Stufe 3 / 100 °C garen. Danach das Fleisch entnehmen und je nach Geschmack mit Salz und Pfeffer würzen

4. Das restliche Olivenöl im Thermomix erhitzen und die Sojakeimlinge, Kohlstreifen und Lauchzwiebeln darin 3 Minuten auf Stufe 3 / 100 °C garen. Im Anschluss den Knoblauch pressen, dazugeben und weitere 2 Minuten im Thermomix garen. Dann die Brühe hinzugeben und 4 Minuten auf Stufe 3 / 80 °C mit garen

5. Zuletzt mit Sojasauce würzen und das Fleisch und die Nüsse dazugeben

Feuriges Schweinegulasch

Zutaten

2 Portionen

Nährwerte pro Portion: 417 kcal, 27 g KH, 53 g EW, 8 g FE
Punkte pro Portion: 5

- 400 g Schweinefilet
- 200 ml passierte Tomaten
- 100 ml Gemüsebrühe
- 50 ml Rotwein
- 1 Zwiebel
- 2 Knoblauchzehen
- 2 Chilischoten, rot
- 1 Paprika, rot
- 1 Paprika, grün
- 25 g Tomatenmark
- 2 EL Margarine
- 2 TL Paprika, rosenscharf
- 1 TL Oregano
- Salz und Pfeffer

Zubereitung

1. Zunächst die Zwiebel und die Knoblauchzehen schälen und diese 5 Sekunden lang auf Stufe 5 im Thermomix zerkleinern
2. Die Margarine hinzugeben und alles 3 Minuten lang auf Stufe 1 bei 120 °C auf Varoma-Stufe andünsten
3. Nun das Fleisch würfeln, hinzugeben und 5 Minuten lang bei 120 °C im Linkslauf auf Varoma-Stufe mit andünsten
4. Zwischenzeitlich die Chilischoten in kleine Stücke schneiden. Diese zusammen mit den restlichen Zutaten, bis auf die Paprika, in den Mixtopf geben und alles zusammen 35 Minuten lang bei 100 °C und im Linkslauf auf Stufe 1 garen
5. In der Zwischenzeit die Paprika entkernen und in mundgerechte Stücke schneiden
6. Abschließend die Paprika hinzugeben, alles miteinander vermengen und 5 Minuten lang bei 100 °C im Linkslauf auf Stufe 1 garen. Das Gulasch nun noch einmal mit den Gewürzen abschmecken

Schweineragout

Zutaten

2 Portionen

Nährwerte pro Portion: 363 kcal, 16 g KH, 41 g EW, 14 g FE
Punkte pro Portion: 6

- 300 g Schweinefleisch
- 150 g Champignons
- 1 Zwiebel
- 1 Paprika, rot
- 1 Bund frische Petersilie
- 50 ml saure Sahne
- 300 ml Gemüsebrühe
- 1 EL Olivenöl
- 2 TL Paprika, rosenscharf
- 1 TL Chilipulver
- 1 TL Oregano
- Salz und Pfeffer

Zubereitung

1. Zunächst das Fleisch in dünne Streifen schneiden
2. Nun die Zwiebel schälen und 5 Sekunden lang auf Stufe 5 in den Thermomix geben
3. Das Olivenöl hinzugeben und die Zwiebel 3 Minuten lang auf Stufe 1 im Mixtopf andünsten
4. Folgend das Fleisch mit in den Thermomix geben und 5 Minuten lang auf Stufe 1 und bei 100 °C im Linkslauf andünsten. Den Messbecher dabei nicht aufsetzen
5. Nun die Paprika entkernen und in mundgerechte Stücke schneiden. Die Champignons in Scheiben schneiden. Das zerkleinerte Gemüse zusammen mit den restlichen Zutaten, bis auf die Sahne und die Paprika, mit in den Thermomix geben. Alles zusammen 45 Minuten lang im Linkslauf auf Stufe 1 und bei 100 °C garen. Den Messbecher diesmal mit aufsetzen
6. Im Anschluss die Paprika und die Sahne hinzugeben und alles noch einmal 15 Minuten lang bei 100 °C im Linkslauf auf Stufe 1 fertig garen
7. Abschließend alles mit den Gewürzen abschmecken

Nudeln mit Schinkensauce

Zutaten

1 Portion

Nährwerte pro Portion: 437 kcal, 53 g KH, 27 g EW, 12 g FE
Punkte pro Portion: 8

- 50 g Spaghetti
- 75 g Kochschinken
- 75 ml Milch, fettarm
- 1 Zwiebel
- 1 Stängel Schnittlauch
- 2 Zweige Petersilie
- 75 ml Gemüsebrühe
- 1 TL Olivenöl
- Salz und Pfeffer

Zubereitung

1. Die Zwiebel schälen und zusammen mit der Petersilie und dem Schnittlauch 5 Sekunden lang auf Stufe 5 in den Thermomix geben und den Kochschinken in Würfel schneiden
2. Den Kochschinken mit in den Thermomix geben, das Olivenöl hinzugeben und alles zusammen 3 Minuten lang im Mixtopf auf Stufe 1 andünsten
3. Abschließend die restlichen Zutaten hinzugeben und alles 12 Minuten lang bei 100 °C im Linkslauf auf Stufe 3 köcheln lassen. Nudeln mit etwas Salz und Pfeffer abschmecken

Überbackenes Schweinefilet

ZUTATEN

2 Portionen

Nährwerte pro Portion: 458 kcal, 37 g KH, 47 g EW, 12 g FE
Punkte pro Portion: 10

- 250 g Schweinefilet
- 200 g Kartoffeln
- 1 Paprika, rot
- 1 Tomate
- 1 Mozzarella, fettarm
- 2 EL Weizenmehl
- 1 EL Tomatenmark
- 350 ml Gemüsebrühe
- 50 ml Saure Sahne
- 2 TL Paprika, edelsüß
- 1 TL Oregano
- 1 TL Chilipulver
- Salz und Pfeffer

Zubereitung

1. Zunächst das Schweinefilet in mundgerechte Stücke schneiden und diese auf dem Einlegeboden des Varoma verteilen
2. Den Mozzarella und die Tomaten in Scheiben schneiden und beides auf dem Fleisch verteilen
3. Anschließend die Kartoffeln schneiden und diese in mundgerechte Würfel schneiden. Die geviertelten Kartoffeln ins Garkörbchen geben
4. Die Gemüsebrühe mit dem Tomatenmark vermengen und beides in den Thermomix füllen
5. Nun die Paprika entkernen, kleinschneiden und mit in den Varoma geben
6. Anschließend das Garkörbchen und den Varoma einsetzen und alles 30 Minuten lang auf Stufe 2 / 100° C und im Linkslauf garen
7. Folgend das Garkörbchen und den Varoma an die Seite stellen und die Sauce zubereiten
8. Für die Sauce das Mehl in den Thermomix geben und alles 10 Sekunden lang auf Stufe 8 und im Linkslauf miteinander vermengen. Die Sauce nochmal mit den Gewürzen abschmecken und zusammen mit den Kartoffeln und dem Fleisch servieren

Schmortopf

Zutaten

2 Portionen

Nährwerte pro Portion: 548 kcal, 21 g KH, 85 g EW, 12 g FE
Punkte pro Portion: 9

- 750 g Schweinefilet
- 1 Gemüsezwiebel
- 2 Möhren
- 500 ml Wasser
- 25 g Zucker
- Sojasauce
- Olivenöl
- Salz und Pfeffer

Zubereitung

1. Den Schweinebauch in Stücke schneiden. Danach die Möhren schälen und würfeln, sowie die Gemüsezwiebel in Scheiben schneiden
2. Den gewürfelten Schweinebauch mit etwas Olivenöl auf Stufe 3 / 100 °C im Thermomix andünsten. Den Zucker hinzufügen und das Fleisch leicht glasieren. Das Gemüse hinzufügen und kurz mitdünsten
3. Mit dem Wasser ablöschen und auf Stufe 2 / 60 °C für 2 ½ Stunden einköcheln lassen. Kurz vor Ende mit Sojasauce sowie Salz und Pfeffer abschmecken und noch warm servieren

Hauptgerichte vegetarisch

Paprika-Tomaten-Fenchel-Risotto

Zutaten

4 Portionen

Nährwerte pro Portion: 245 kcal, 24 g KH, 9 g EW, 12 g FE
Punkte pro Portion: 12

- 50 g Parmesan
- 1/2 Knoblauchzehe
- 1 Zwiebel
- 20 g Fenchel
- 40 g Butter
- 350 g Paprika
- 100 g Tomaten
- 250 g Risotto Reis
- 700 g Gemüsebrühe
- 1/2 TL Salz
- 2 Prisen Pfeffer
- 1 EL Kräuter

Zubereitung

1. Parmesan in den Thermomix geben, 15 Sekunden auf Stufe 10 zerkleinern und umfüllen
2. Knoblauch, Zwiebel und Fenchel in den Thermomix geben, 3 Sekunden auf Stufe 7 zerkleinern und mit dem Spatel nach unten schieben
3. 20 g Butter zugeben und 3 Minuten auf Stufe 1 dünsten
4. Paprika und Tomaten putzen und in kleine Würfel schneiden. In den Thermomix geben und 3 Minuten bei 100 °C weiter dünsten
5. Den Reis hinzugeben und weitere 3 Minuten dünsten
6. Die heiße Gemüsebrühe, Salz und Pfeffer zugeben und für 20 Minuten bei 100 °C garen
7. Die restliche Butter, den Parmesan und die Kräuter vorsichtig mit dem Spatel unterheben.

Linsenbolognese

Portionen

3 Portionen

Nährwerte pro Portion: 194 kcal, 31 g KH, 11 g EW, 2 g FE
Punkte pro Portion: 0

Zutaten

- 350 g Wasser
- 100 g rote Linsen
- 3 Tomaten, geviertelt
- 3 Frühlingszwiebeln, in Ringen
- 50 g Tomatenmark
- 2 Knoblauchzehen, halbiert
- 1 Peperoni
- 1 Möhre, in Würfeln
- 1 TL Olivenöl
- Salz und Pfeffer
- Rosmarin
- Thymian
- Oregano
- Salbei

Zubereitung

1. Knoblauch, Möhre, Peperoni, das weiße der Frühlingzwiebel in den Mixtopf geben und für 5 Sekunden auf Stufe 5 zerkleinern
2. Öl hinzugeben und 3 Minuten / Varoma / Stufe 1 dünsten
3. Tomaten, Linsen, Tomatenmark, Wasser und Gewürze hinzugeben und 20 Minuten / 100° C / Stufe 1 im Linkslauf garen
4. Den Rest der Frühlingszwiebeln 5 Minuten vor Garzeit Ende in den Mixtopf geben

Kartoffel-Gulasch

Portionen

2 Portion

Nährwerte pro Portion: 244 kcal, 48 g KH, 9 g EW, 1 g FE
Punkte pro Portion: 4

Zutaten

- 4 Kartoffeln
- 2 Karotten
- 1 Zwiebel
- 1 Paprika
- 400 g Wasser
- 15 g Tomatenmark
- 2 EL Gemüsebrühe
- 1 EL Essig
- 1 TL Petersilie
- 1 TL Basilikum
- ½ TL Knoblauch Grundstock
- ½ TL Paprika, edelsüß
- ½ TL Salz
- 1 Prise Pfeffer

Zubereitung

1. Kartoffeln und Karotten schälen und in Würfel schneiden. Paprika waschen, entkernen und ebenfalls würfeln
2. Zwiebel schälen und vierteln. Im Mixtopf 5 Sekunden / Stufe 5 hacken
3. Öl und Knoblauch zu den Zwiebeln geben und 3 Minuten / Varoma / Sanftrührstufe im Linkslauf andünsten
4. Die restlichen Zutaten, bis auf die Kräuter in den Mixtopf geben und 25 Minuten / 100° C /Sanftrührstufe im Linkslauf kochen
5. Zum Schluss die Kräuter hinzugeben, 2 Minuten / 100° C / Sanftrührstufe im Linkslauf unterrühren und mit den Gewürzen abschmecken

Mediterranes Gemüse mit Schafskäse

Zutaten

1 Portion

Nährwerte pro Portion: 643 kcal, 43 g KH, 33 g EW, 36 g FE
Punkte pro Portion: 6

- 100 g Feta, fettarm
- 1 rote Paprika
- 1 kleine Zucchini
- 8 Cocktailtomaten
- 125 g Champignons
- 500 g Wasser
- 1 kleine Zwiebel
- Olivenöl
- Salz und Pfeffer
- Griechische Kräuter

Zubereitung

1. Feta und das Gemüse in mundgerechte Stücke schneiden und in eine große Schüssel geben
2. Olivenöl dazugeben und gut durchmischen
3. Mit Salz, Pfeffer und Kräutern würzen und erneut durchmischen
4. 500 g Wasser in den Mixtopf geben, Deckel schließen und Varoma aufsetzen
5. Gemüse im Varoma verteilen, dazu auch den Einlegeboden nutzen
6. 20 Minuten Varoma / Stufe 1 garen

Gemüse Risotto

Zutaten

4 Portionen

Nährwerte pro Portion: 296 kcal, 29 g KH, 12 g EW, 11 g FE
Punkte pro Portion: 11

- 50 g Parmesan, in Stücken
- 1 Zwiebel, halbiert
- 2 EL Olivenöl
- 150 g Weißwein, trocken
- 250 g Risotto Reis
- 4 TL Gemüsebrühe
- 700 g Wasser
- 300 g Möhren, in Scheiben

- 300 g Paprikaschoten bunt, in Streifen
- 400 g Zucchini, in Scheiben
- 1/2 TL Salz
- 1/2 TL Pfeffer
- 1 geh. TL Oregano, getrocknet
- 1 geh. TL Basilikum, getrocknet
- 125 g Rucola
- 2 Tomaten, in Scheiben

Zubereitung

1. Parmesan in den Thermomix geben und verschließen, Messbecher aufsetzen
2. Käse auf Stufe 10 / 20 Sekunden klein reiben
3. Käse umfüllen und zur Seite stellen
4. Halbierte Zwiebel in den Thermomix geben, Messbecher aufsetzen und bei Stufe 7 / 5 Sekunden zerkleinern, mit dem Spatel nach unten schieben
5. Das Olivenöl hinzugeben und alles bei geschlossenem Deckel 3 Minuten / 100 °C / Stufe 1 andünsten
6. Risotto Reis dazugeben, Thermomix mit dem Messbecher verschließen
7. 2 Minuten / 100 °C / Linkslauf andünsten
8. Im Anschluss den Weißwein hinzugeben und weitere 2 Minuten / 100 °C / Linkslauf andünsten
9. Kleingeschnittene Paprika, Möhre und Zucchini, das Gemüsebrühe Pulver, das aufgekochte Wasser und die Gewürze (Salz, Pfeffer, Oregano und Basilikum) in den Thermomix füllen
10. Topfdeckel aufsetzen und Linkslauf / Sanftrührstufe / 90 °C / 20 Minuten kochen, dabei den Messbecher nicht aufsetzen
11. Topfdeckel öffnen und den Parmesan mithilfe des Spatels unter das fertige Risotto heben
12. Das Risotto einige Minuten im Topf ruhen lassen
13. Das Gemüse Risotto mithilfe des Spatels auf 4 Tellern verteilen
14. Den Rucola nach Belieben unterheben oder das Risotto damit und mit den Tomatenscheiben dekorieren

Quinoa-Hirsotto

Zutaten

4 Portionen

Nährwerte pro Portion: 450 kcal, 59 g KH, 17 g EW, 12 g FE
Punkte pro Portion: 11

- 40 g Parmesan
- 1 Zwiebel, halbiert
- 30 g Olivenöl
- 250 g rote Paprika
- 150 g Möhren
- 170 g Hirse
- 80 g Quinoa
- 150 g Weißwein
- 700 g Wasser
- 2 Würfel Gemüsebrühe
- 1 geh. TL Salz
- 1/2 TL Pfeffer
- 180 g grüne Erbsen
- 150 g Mais

Zubereitung

1. Parmesan in den Thermomix geben, 10 Sekunden / Stufe 10 zerkleinern und umfüllen
2. Zwiebel in den Thermomix geben, 3 Sekunden / Stufe 5 zerkleinern und mit dem Spatel nach unten schieben
3. Olivenöl zugeben und 3 Minuten / Varoma / Stufe 1 dünsten
4. Paprika und Möhren zugeben, 4 Sekunden / Stufe 5 zerkleinern
5. Hirse und Quinoa zugeben und 3 Minuten / 100 °C / Linkslauf / Stufe 1 anschwitzen
6. Weißwein, Wasser, Gemüsebrühe, Salz und Pfeffer in den Thermomix zugeben
7. Erbsen und Mais in den Varoma geben, Varoma aufsetzen.
8. 22 Minuten / 100 °C / Linkslauf / Stufe Sanftrührstufe garen
9. Quinoa-Hirsotto in einen großen Behälter umfüllen
10. Mais, Erbsen und Parmesan unterheben

Bulgur-Spinat

Zutaten

2 Portionen

Nährwerte pro Portion: 267 kcal, 39 g KH, 12 g EW, 6 g FE
Punkte pro Portion: 6

- 90 g Bulgur
- 200 g Zucchini
- 150 g Spinat
- 30 g Feta, fettarm
- 20 g Zwiebel
- ½ Knoblauchzehe
- 5 g Öl
- 5 g Tomatenmark
- 1 gestrichener TL Gemüsebrühe
- 300 g Wasser

Zubereitung

1. Zucchini halbieren und in Streifen schneiden
2. Zwiebel und Knoblauch in den Thermomix geben und Stufe 5 / 5 Sekunden zerkleinern
3. Öl und Tomatenmark zugeben und 2,5 Minuten/ Stufe 2 / 100 °C anbraten
4. Bulgur zugeben und 2 Minuten/ Stufe 2 / Varoma / Linkslauf garen
5. Wasser und Gemüsebrühe 8 Minuten/ Stufe 2 / 100 °C / Linkslauf garen
6. Spinat und Zucchini dazugeben nochmals 3 Minuten/ Stufe 2 / Linkslauf / 100 °C garen
7. Feta in den Thermomix geben und 2 Minuten/ Stufe 3 / Linkslauf / 90 °C unterrühren und schmelzen lassen

Spinat mit Mandelmilch und Nuss

Zutaten

1 Portion

Nährwerte pro Portion: 150 kcal, 12 g KH, 8 g EW, 8 g FE
Punkte pro Portion: 4

- 40 g Zwiebeln
- 1 Knoblauchzehe
- 200 g Spinat, frisch oder TK
- 100 g Mandelmilch, ungesüßt
- 5 g Erdnussmehl, entölt
- 1/2 Teelöffel Gemüsebrühe
- Salz, Pfeffer und Muskat
- 5 g Öl

Zubereitung

1. Zwiebeln und Knoblauch in den Mixtopf geben
2. 5 Sekunden / Stufe 5 zerkleinern
3. Öl (5 g) und Nussmehl hinzugeben
4. Alles bei 100 °C / Stufe 1 / 2 Minuten anrösten
5. Mit Mandelmilch und Gemüsebrühe ablöschen und den Gewürzen abschmecken
6. Nochmals 2 Minuten / Stufe 1 / 100 °C aufkochen lassen
7. Spinat dazugeben
8. 6 Minuten / Stufe 2 / Linkslauf / 90 °C garen

Reistopf

Zutaten

4 Portionen

Nährwerte pro Portion: 317 kcal, 41 g KH, 14 g EW, 10 g FE
Punkte pro Portion: 7

- 400 g Paprika, in Würfeln
- 250 g Champignons, in Stücken
- 200 g Reis
- 600 g Wasser
- 150 g Zwiebeln, geviertelt
- 1 Dose Mais
- 1 Dose Kidneybohnen
- 30 g Tomatenmark
- 2 Knoblauchzehen, halbiert
- 2 Dosen Tomaten, stückige
- 2 TL Gemüsebrühe
- 30 g Rapsöl
- ½ TL Salz und Pfeffer

Zubereitung

1. Knoblauch, Zwiebel und Chili in den Mixtopf geben und 3 Sekunden auf Stufe 5 zerkleinern. Mit dem Spatel nach unten schieben und Öl hinzugeben
2. Für 2 Minuten / 120° C auf Stufe 1 dünsten
3. Wasser, Gemüsebrühe, Tomaten, Tomatenmark, Reis, Salz und Pfeffer hinzugeben und 25 Minuten / 100° C / Stufe 1 im Linkslauf garen
4. Mais, Bohnen, Paprika und Champignons in den Mixtopf geben und 10 Minuten / Varoma / Stufe 1 im Linkslauf fertig garen

Hauptgerichte mit Fisch und Meeresfrüchten

Garnelen mit Gemüse

Zutaten

1 Portion

Nährwerte pro Portion: 583 kcal, 33 g KH, 71 g EW, 17 g FE
Punkte pro Portion: 7

- 1 Zwiebel
- 1 EL Öl
- 12 Garnelen, aufgetaut
- 2 Tomaten, in Stückchen
- 1 Zucchini, in Stückchen
- Salz und Pfeffer
- Curry
- 2 EL Frischkäse
- 1 EL Mondamin Saucenbinder
- 1 EL italienische Kräuter

Zubereitung

1. Die halbierte und geschälte Zwiebel in den Thermomix geben und für 4 Sekunden auf Stufe 5 zerkleinern
2. Mit einem Spatel nach unten schieben
3. Das Öl hinzugeben und für 3 Minuten bei 100 °C auf Stufe 4 andünsten
4. Die Garnelen und das Gemüse dazugeben und mit Salz, Pfeffer und Curry abschmecken
5. Nun für 10 Minuten bei 98 °C im Linkslauf mit Sanftrührstufe garen
6. Die restlichen Zutaten zugeben und für weitere 5 Minuten bei 98 °C im Linkslauf mit Sanftrührstufe garen

Brokkoli mit Lachs

Zutaten

2 Portionen

Nährwerte pro Portion: 380 kcal, 7 g KH, 35 g EW, 22 g FE
Punkte pro Portion: 4

- 1 Brokkoli, in Röschen
- 2 Lachsfilets
- 50 g Schmand
- 1 TL Gemüsepaste
- 1 l Wasser
- Salz und Pfeffer
- Muskat

Zubereitung

1. Das Wasser zusammen mit der Gemüsepaste in den Thermomix geben
2. Die Brokkoliröschen im Gareinsatz einhängen
3. Backpapier in den Varoma-Behälter legen, die Lachsfilets darauf verteilen und mit Salz und Pfeffer würzen
4. Alles für 25 Minuten / Varoma auf Stufe 1 garen
5. Danach den Varoma-Behälter abnehmen, das Sieb herausnehmen und das Wasser wegschütten
6. Den Brokkoli mit dem Schmand und den Gewürzen im Thermomix für 10 Sekunden auf Stufe 8 pürieren

Dorade in Salzkruste mit Selleriepüree

Zutaten

2 Portionen

Nährwerte pro Portion: 335 kcal, 15 g KH, 29 g EW, 17 g FE
Punkte pro Portion: 4

Selleriepüree
- 500 g Sellerie, in Würfel
- 700 g Wasser
- 1 Kartoffel
- 20 g Butter
- Salz und Pfeffer
- Muskat

Dorade
- 1 Dorade, geputzt und ausgenommen
- 500 g grobes Meersalz

Zubereitung

1. 700 g Wasser in den Mixtopf geben
2. Den Sellerie in das Garkörbchen geben und einhängen
3. Eine Schicht Meersalz in den Varoma geben. Den Fisch darauflegen und mit dem restlichen Salz bedecken
4. Den Varoma aufsetzen und für 20 Minuten / Varoma Stufe 1 dünsten
5. Danach den Mixtopf leeren und den Sellerie in den Mixtopf geben
6. Die restlichen Zutaten für das Püree dazugeben und für 10 Sekunden auf Stufe 7 pürieren
7. Die Salzkruste vom Fisch löschen und den Fisch filetieren

Garnelen mit Gemüse und Reis

Zutaten

4 Portionen

Nährwerte pro Portion: 508 kcal, 76 g KH, 33 g EW, 7 g FE
Punkte pro Portion: 5

- 450 g Riesengarnelenschwänze, aufgetaut
- 1 rote Paprika, in Rauten
- 1 gelbe Paprika, in Rauten
- 1 Zucchini, in Stücken
- 200 g Zuckerschoten
- 1 Bund Lauchzwiebeln, in Ringen
- 300 g Basmatireis
- 900 g Wasser
- 3 TL Gemüsebrühe (Pulver)
- 1 Ingwer, geschält
- 1 Knoblauchzehe
- 20 g Öl
- 150 g Garflüssigkeit
- 2 EL Sojasauce
- 1 TL Zucker
- Salz und Pfeffer

Zubereitung

1. Das Gemüse in den Varoma geben und etwas pfeffern
2. Den Reis in das Garkörbchen einwiegen, unter kaltem Wasser waschen und zur Seite stellen
3. Wasser zusammen mit dem Brühe-Pulver in den Thermomix geben und für 5 Minuten/ Varoma auf Stufe 1 zum Kochen bringen
4. In der Zwischenzeit den Einlegeboden mit Backpapier auslegen und die Garnelen darauf verteilen und etwas salzen und pfeffern
5. Das Garkörbchen in den Mixtopf einhängen, den Varoma inklusive Einlegeboden aufsetzen und alles für 15 Minuten/ Varoma auf Stufe 1 garen
6. Den Reis und den Varoma warmhalten und die Garflüssigkeit auffangen
7. Ingwer und Knoblauch in den Thermomix geben und für 8 Sekunden auf Stufe 8 zerkleinern
8. Das Öl dazugeben und für 3 Minuten / Varoma auf Stufe 1 dünsten
9. Die Garflüssigkeit, Sojasauce und den Zucker dazugeben und für 2 Minuten bei 100 °C auf Stufe 1 kochen
10. Garnelen und Gemüse in eine große Schüssel geben, die Sauce darüber gießen und gut miteinander vermengen

Thunfischsauce

Zutaten

2 Portionen

Nährwerte pro Portion: 339 kcal, 27 g KH, 24 g EW, 14 g FE
Punkte pro Portion: 8

- 2 Zwiebel, geviertelt
- 1 TL Öl
- 4 Tomaten, geviertelt
- 100 g Schmand
- 25 g Mehl
- 300 g Gemüsebrühe
- etwas Koriander
- 1 Dose Thunfisch im eigenen Saft
- Salz und Pfeffer

Zubereitung

1. Die Zwiebeln in den Thermomix geben und für 5 Sekunden auf Stufe 4 zerkleinern und mit einem Spatel nach unten schieben
2. Öl hinzufügen und für 5 Minuten bei 100 °C auf Stufe 1 im Linkslauf andünsten
3. Tomaten hinzufügen und für 5 Sekunden auf Stufe 4,5 zerkleinern und mit einem Spatel nach unten schieben
4. Schmand, Gemüsebrühe, Mehl und Koriander hinzufügen und für 5 Minuten bei 100 °C auf Stufe 3 im Linkslauf kochen
5. Nun den Thunfisch dazugeben und für 10 Sekunden auf Stufe 2 im Linkslauf vermengen
6. Zum Schluss mit Salz und Pfeffer abschmecken

Lachsfilet mit Bandnudeln und Brokkoli

Zutaten

4 Portionen

Nährwerte pro Portion: 672 kcal, 60 g KH, 43 g EW, 27 g FE
Punkte pro Portion: 12

- 500 g Lachsfilet, 4 Stück a 125 g
- 1 Prise Pfeffer
- 1 Prise Salz
- 4 Scheibe Zitrone
- 400 g Brokkoli, in Röschen
- 280 g Bandnudeln
- 1500 g Wasser
- 2 gestrichener TL Salz
- 40 g Butter
- 40 g Mehl
- 400 g Garwasser
- 1 Würfel Gemüsebrühe
- 20 g Zitronensaft
- 40 g Schnittlauch

Zubereitung

1. Den Einlegeboden mit Backpapier auslegen. Backpapier befeuchten
2. Lachsfilets auflegen, pfeffern, salzen und Zitronenscheiben auflegen
3. Brokkoli in den Varoma-Behälter füllen
4. Wasser in den Mixtopf füllen, Salz hinzufügen, Bandnudeln in den Gareinsatz geben
5. Mixtopf schließen und Varoma aufsetzen
6. 20 Minuten / Varoma / Stufe 1 im Linkslauf kochen
7. Mehl und Butter für die Sauce in einem kleinen Becher abwiegen und auf die Seite stellen
8. Lachs, Brokkoli und Bandnudeln für die Zeit der Saucenzubereitung warm stellen, Mixtopf leeren, Garwasser in einem Extrabehälter zur Seite stellen
9. Butter und Mehl in den Mixtopf geben, Messbecher einsetzen: 3 Minuten / 100 °C / Stufe 1.
10. Schmetterling aufsetzen
11. Restliche Zutaten in den Mixtopf geben: 5 Minuten / 90 °C / Stufe 1

Fischcurry

Zutaten

4 Portionen

Nährwerte pro Portion: 264 kcal, 15 g KH, 22 g EW, 12 g FE
Punkte pro Portion: 8

- 500 g Seelachsfilet
- 300 g Möhren
- 2 Stangen Lauch
- 1 Gemüsezwiebel
- 400 ml Kokosmilch, fettarm
- 100 ml Wasser
- 3 TL Currypulver
- Olivenöl
- Salz und Pfeffer

Zubereitung

1. Zwiebel und Möhren schälen und in grobe Stücke schneiden. Im Thermomix für 10 Sekunden auf Stufe 5 zerkleinern
2. Etwas Öl, den in Ringe geschnittenen Lauch und das Currypulver hinzufügen. Alles auf Stufe 1 / 100° C andünsten bis die Zwiebel glasig ist
3. Wasser und Kokosmilch hinzufügen und alles für 10 weitere Minuten kochen. Anschließend den Seelachs hinzufügen und nochmals für 9 Minuten kochen lassen.
4. Vor dem Servieren noch mit Salz und Pfeffer abschmecken

Hummerkrabben mit Fischsauce

Zutaten

4 Portionen

Nährwerte pro Portion: 180 kcal, 18 g KH, 24 g EW, 1 g FE
Punkte pro Portion: 1

- 300 g Hummerkrabben
- 400 ml Fischfond
- 150 ml Sojasauce
- 50 g Speisestärke
- 2 Knoblauchzehen
- Zitronenthymian
- Salz und Pfeffer

Zubereitung

1. Die Knoblauchzehen schälen und mit den Hummerkrabben im Thermomix auf Stufe 7 zerkleinern, jedoch nicht komplett pürieren
2. Den Fischfond hinzufügen und für 10 Minuten auf Stufe 3 / 100 °C garen lassen. Dabei sollte sichergestellt sein, dass der aufsteigende Wasserdampf entweichen kann
3. In der Zwischenzeit 1 Handvoll Zitronenthymian hacken und die Speisestärke mit etwas Wasser anrühren. Beide Zutaten zusammen mit der Sojasauce in den Thermomix geben und für weitere 5 Minuten auf Stufe 2 / 60 °C köcheln lassen
4. Mit Salz und Pfeffer abschmecken und als Wok Sauce oder Dip verwenden

Ratatouille mit Fisch

Zutaten

3 Portionen

Nährwerte pro Portion: 229 kcal, 22 g KH, 13 g EW, 9 g FE
Punkte pro Portion: 2

- 300 g Auberginen
- 300 g Zucchini
- 300 g Tomaten
- 2 Zwiebeln
- 1 Paprika, rot
- 2 Knoblauchzehen
- 20 g Olivenöl
- 1 EL Kräuter de Provence
- 1 TL Salz
- 1 TL Gemüsebrühe
- 1 Prise Zucker
- ¼ TL Pfeffer
- 125 g Seelachsfilet

Zubereitung

1. Tomaten, Zucchini, Auberginen und Paprika waschen und würfeln
2. Knoblauch und Zwiebel in den Mixtopf geben und 5 Sekunden Stufe 5 zerkleinern
3. Öl hinzugeben und beides für 3 Minuten / Varoma / Stufe 1 dünsten
4. Das Gemüse und die Gewürze hinzugeben und den Fisch in den Einlegeboden des Varoma, in dem ein Stück Backpapier ausgelegt wurde, legen
5. Für 20 Minuten / Varoma / Sanftrührstufe im Linkslauf fertig garen

Mediterrane Scholle

Zutaten

2 Portionen

Nährwerte pro Portion: 428 kcal, 17 g KH, 31 g EW, 25 g FE
Punkte pro Portion: 6

- 2 Schollenfilets
- 150 g Schafskäse, fettarm
- 500 ml Gemüsebrühe
- 1 Stange Porree
- 1 Paprika, rot
- 1 Bund Dill
- 1 Bund Petersilie
- 1 EL Olivenöl
- 2 TL Currypulver
- 2 TL Paprika, edelsüß
- 1 TL Chilipulver
- Salz und Pfeffer

Zubereitung

1. Zunächst die Schollenfilets mit Zitronensaft einreiben und mit Salz und Pfeffer würzen
2. Den Einlegeboden des Varoma mit Alufolie auslegen und die Schollenfilets darauflegen
3. Anschließend die Paprika entkernen und zusammen mit dem Porree in grobe Stücke zerteilen. 3 Sekunden lang auf Stufe 5 im Thermomix zerkleinern
4. Das Olivenöl hinzugeben und alles 3 Minuten lang auf Stufe 1 / Varoma andünsten
5. Den Schafkäse, die Petersilie, den Dill und die Gewürze hinzugeben und alles 10 Sekunden lang im Linkslauf auf der Stufe 3 vermengen
6. Die Schafskäsemasse über die Schollenfilets verteilen, mit der Alufolie zu einem Päckchen einpacken und auf den Einlegeboden des Varoma geben
7. Die Gemüsebrühe in den Mixtopf füllen, den Deckel aufsetzen und den Varoma aufstellen. Alles 25 Minuten lang auf Stufe 1 / Varoma garen

Dips

Avocado Hummus

Zutaten

4 Portionen

Nährwerte pro Portion: 163 kcal, 14 g KH, 4 g EW, 10 g FE
Punkte pro Portion: 3

- 1/2 Dose Kichererbsen 120g
- 1 Avocado
- 1 TL Tahini
- 1/2 Knoblauchzehe
- 1/2 gestrichener TL Koriander, gemahlen
- Chili, Salz, Pfeffer, etwas Zucker
- Saft einer halben Limette
- Ingwer

Zubereitung

1. Kichererbse abtropfen, einwiegen.
2. Avocado halbieren, den Stein entfernen und das Fruchtfleisch dazu geben
3. Alle restlichen Zutaten hinzugeben und 1 Minute / Stufe 10 mixen, mit dem Spatel nach unten schieben
4. Erneut 1 Minute / Stufe 10

Brokkomole – Guacamole aus Brokkoli

Zutaten

4 Portionen

Nährwerte pro Portion: 23 kcal, 3 g KH, 2 g EW, 1 g FE
Punkte pro Portion: 0

- 200 g Brokkoli, gedünstet
- 1,5 EL Zitronensaft oder Apfelessig
- 1 Messerspitze Kreuzkümmel
- 1/4 TL Knoblauchpulver
- Chili- oder Paprikapulver, nach Geschmack
- 1 EL TK-Zwiebelwürfel
- 1 Tomate, gewürfelt
- 1/2 TL Kräutersalz

Zubereitung

1. Alle Zutaten bis auf die Tomatenwürfel in den Mixtopf geben
2. 5 Sekunden / Stufe 8 zerkleinern
3. Tomatenwürfel hinzugeben und 5 Sekunden / Linkslauf / Stufe 3 unterrühren

Tomatendip mit Hüttenkäse

Zutaten

2 Portionen

Nährwerte pro Portion: 152 kcal, 9 g KH, 12 g EW, 7 g FE
Punkte pro Portion: 4

- 1/2 Stück Zwiebel
- 1/2 TL Salz
- 1/2 TL Pfeffer
- 1 TL Olivenöl
- 7 Stück getrocknete Tomaten
- 2 Knoblauchzehen
- 1 Becher Hüttenkäse
- 1 gestrichener EL Salatkräutermischung

Zubereitung

1. Zwiebel, Knoblauch, getrocknete Tomaten in den Thermomix
2. 7 Sekunden / Stufe 8 zerkleinern
3. Mit dem Spatel nach unten schieben
4. Olivenöl, Hüttenkäse, Salz, Pfeffer, Salatkräuter in den Thermomix
5. 20 Sekunden / Stufe 5 mischen

Avocado-Dattel-Brotaufstrich

Zutaten

4 Portionen

Nährwerte pro Portion: 118 kcal, 8 g KH, 1 g EW, 9 g FE
Punkte pro Portion: 4

- 2 Datteln, entsteint
- 1 Avocado
- ½ Sharon
- 1 TL Curry
- ½ TL Kräutersalz

Zubereitung

1. Datteln für 8 Sekunden / Stufe 8 im Mixtopf zerkleinern
2. Restliche Zutaten dazugeben
3. 10 Sekunden / Stufe 5 verrühren

Lachs Aufstrich

Zutaten

4 Portionen

Nährwerte pro Portion: 179 kcal, 5 g KH, 19 g EW, 9 g FE
Punkte pro Portion: 1

- 1 Zwiebel, geviertelt
- 200 g geräucherter Lachs
- 3 gekochte Eier, halbiert
- 200 g Frischkäse light

Zubereitung

1. Zwiebel in den Mixtopf geben und 3 Sekunden / Stufe 5 zerkleinern
2. Restliche Zutaten zugeben und 5 Sekunden / Stufe 5 verrühren

Knoblauch Dip

Zutaten

4 Portionen

Nährwerte pro Portion: 88 kcal, 8 g KH, 5 g EW, 4 g FE
Punkte pro Portion: 3

- 100 g Mayonnaise, fettreduziert
- 100 g Frischkäse, 4% Fett
- 100 g saure Sahne, 10 % Fett
- 2-3 Knoblauchzehen
- 2 TL Zitronensaft
- ½ Päckchen 8-Kräuter-Mischung
- Paprikapulver, rosenscharf
- Salz und Pfeffer

Zubereitung

1. Knoblauch schälen und 5 Sekunden / Stufe 5 zerkleinern
2. Mit dem Spatel nach unten schieben und die restlichen Zutaten hinzugeben
3. Auf Stufe 4 / 30 Sekunden vermischen
4. Mit den Gewürzen abschmecken und bis zum Servieren kaltstellen

Thunfisch Dip

Zutaten

4 Portionen

Nährwerte pro Portion: 105 kcal, 7 g KH, 17 g EW, 1 g FE
Punkte pro Portion: 1

- 1 Dose Thunfisch, im eigenen Saft
- 300 g Frischkäse light
- 1 Zwiebel
- 2 Knoblauchzehen
- 1 TL Kräutersalz

Zubereitung

1. Zwiebel und Knoblauch schälen, vierteln und im Thermomix für 5 Sekunden / Stufe 4 hacken
2. Thunfisch hinzugeben und nochmals 5 Sekunden / Stufe 4 zerkleinern
3. Frischkäse hinzufügen und mit Kräutersalz würzen. Für 5 Sekunden / Stufe 6 pürieren

Nachspeisen

Bananen-Basilikum-Eis

Zutaten

4 Portionen

Nährwerte pro Portion: 110 kcal, 24 g KH, 2 g EW, 1 g FE
Punkte pro Portion: 0

- 300 g tiefgefrorene, reife Bananen
- 10 Blätter frische Basilikum
- 1/2 EL Limettenabrieb
- 1 reife Banane (in Stücken)

Zubereitung

1. TK Bananen in Stückchen, Basilikumblätter und Limettenabrieb in den Mixtopf geben
2. 10 Sekunden / Stufe 10 zerkleinern
3. Frische reife Banane dazugeben
4. Im Mixtopf 5 Sekunden / Stufe 6 unterheben

Himbeer-Sorbet

Zutaten

4 Portionen

Nährwerte pro Portion: 154 kcal, 34 g KH, 2 g EW, 1 g FE
Punkte pro Portion: 6

- 500 g Himbeeren, tiefgekühlt
- 90 g Orangensaft
- 80 g Zucker
- 1 EL Himbeersirup
- 1 EL Grand Marnier, Orangenlikör
- 2 TL Zitronensaft

Zubereitung

1. Zunächst den Zucker in den Mixtopf geben und für 6 Sekunden auf Stufe 10 pulverisieren. Mit dem Spatel nach unten schieben und die restlichen Zutaten hinzugeben
2. Für 30 Sekunden / Stufe 9 zerkleinern und vermischen

Himbeereis

Zutaten

3 Portionen

Nährwerte pro Portion: 110 kcal, 9 g KH, 10 g EW, 4 g FE
Punkte pro Portion: 2

- 300 g Himbeeren, tiefgefroren, ungezuckert
- 200 g Körniger Frischkäse

Zubereitung

1. Tiefgefrorene Himbeeren und Frischkäse in den Mixtopf geben
2. Beides 20 Sekunden / Stufe 6 mixen

Zitroniger Erdbeerquark

Zutaten

4 Portionen

Nährwerte pro Portion: 298 kcal, 29 g KH, 13 g EW, 14 g FE
Punkte pro Portion: 8

- 500 g Erdbeeren, halbiert
- 500 g Magerquark
- 200 Sahne, fettarm
- 50 g Zucker
- 1 Päckchen Sahnesteif
- 2 TL Vanillezucker
- 1 Bund Zitronenmelisse

Zubereitung

1. Zitronenmelisse waschen und im Mixtopf für 10 Sekunden / Stufe 8 zerkleinern. Etwas der Melisse zur Seite stellen
2. Den Rühraufsatz einsetzen und die Sahne, zusammen mit Sahnesteif und Vanillezucker darin auf Stufe 3 steif schlagen
3. Den Rühraufsatz herausnehmen und Quark, Zucker und Erdbeeren (einige zur Seite stellen) hineingeben. Für 15 Sekunden / Stufe 4 zerkleinern und vermengen
4. Den Quark in Dessertgläser füllen und mit Erdbeeren und Zitronenmelisse garnieren.

Mango-Dessert

Zutaten

5 Portionen

Nährwerte pro Portion: 135 kcal, 26 g KH, 6 g EW, 0 g FE
Punkte pro Portion: 5

- 250 g Mango
- 250 g Magerquark
- 4 Blatt Gelatine
- 50 g Wasser und etwas zum Einweichen der Gelatine
- 100 g Zucker

Zubereitung

1. Etwas Wasser in eine Schale geben und Gelatine darin einweichen
2. 50 g Wasser in den Mixtopf füllen und 2 Minuten / 60° C Stufe 1 erwärmen
3. Die Gelatine aus dem Wasser nehmen und abtropfen lassen
4. Ebenfalls in den Mixtopf geben und 5–7 Sekunden / Stufe 2 auflösen
5. Die Mango schälen und in kleine Stücke schneiden. Diese hinzugeben und 20 Sekunden / Stufe 8 vermengen
6. Die Mousse in Dessertgläser füllen und für 30 Minuten im Kühlschrank kalt stellen

Panna Cotta

Zutaten

6 Portionen

Nährwerte pro Portion: 89 kcal, 6 g KH, 5 g EW, 5 g FE
Punkte pro Portion: 3

- 300 g Buttermilch
- 200 g Milch, fettarm
- 100 g Sahne, fettarm
- 20 g Stevia
- 5 Blatt Gelatine
- 4 Tropfen Zitronenaroma
- 2 TL Vanillezucker

Zubereitung

1. Etwas Wasser in eine Schale geben und Gelatine darin einweichen
2. Milch, Sahne, Vanillezucker und Stevia in den Mixtopf geben und 10 Minuten auf Stufe 1 / 100° C kochen
3. Mit dem Zitronenaroma abschmecken und 2–3 EL des Mixtopf Inhalts in eine Schüssel umfüllen. Die abgetropfte Gelatine hineingeben und mit einem Schneebesen vermengen
4. Nun den Thermomix auf Stufe 3 stellen und das Gelatine-Gemisch langsam durch die Öffnung einfließen lassen. Für 10 Sekunden / Stufe 5 vermischen
5. Die Buttermilch in den Mixtopf füllen und 10 Sekunden / Stufe 5 verrühren
6. Die Panna Cotta in Dessertgläser füllen und im Kühlschrank über Nacht fest werden lassen

Kirsch-Quark

Zutaten

4 Portionen

Nährwerte pro Portion: 233 kcal, 20 g KH, 7 g EW, 13 g FE
Punkte pro Portion: 11

- 250 g Magerquark
- 250 g Cremefine, zum Schlagen
- 4 EL Kirschsaft
- 1 TL Vanillezucker
- 3 EL Zucker

Zubereitung

1. Den Schmetterlingsaufsatz in den Mixtopf setzen und Cremefine darin 2–3 Minuten / Stufe 3 steifschlagen
2. Die Sahne mithilfe des Spatels nach unten schieben
3. Quark, Saft, Vanillezucker und Zucker hinzugeben und für 10 Sekunden auf Stufe 3 vermengen
4. Zum Schluss nochmals für 1 Sekunden auf Stufe 7 vermischen